NOTES ET APHORISMES

DE

CHIRURGIE OBSTÉTRICALE

PAR

LE Dr C. GIRARD

PROFESSEUR DÉPARTEMENTAL D'ACCOUCHEMENT

Avec figures dans le texte

PARIS

LIBRAIRIE J.-B. BAILLIÈRE ET FILS

19, RUE HAUTEFEUILLE, 19

1915

NOTES ET APHORISMES

DE

CHIRURGIE OBSTÉTRICALE

NOTES ET APHORISMES

DE

CHIRURGIE OBSTÉTRICALE

PAR

LE Dr C. GIRARD

PROFESSEUR DÉPARTEMENTAL D'ACCOUCHEMENT

Avec figures dans le texte

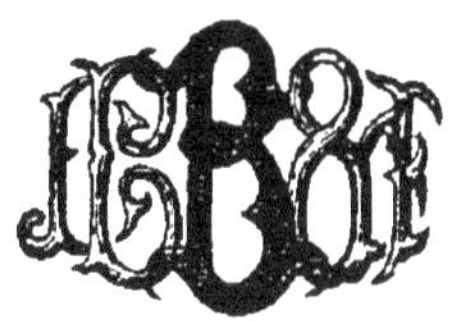

PARIS

LIBRAIRIE J.-B. BAILLIÈRE ET FILS

19, RUE HAUTEFEUILLE, 19

—

1915

. . . . . Dans les moments difficiles, lorsqu'une grave intervention s'impose soudainement, il est bon de trouver sa ligne de conduite opératoire rappelée en quelques règles courtes et précises. . . . .

1° LES EXTRACTIONS CONSERVATRICES
(notes historiques)

La chirurgie obstétricale, d'une application restreinte en cours d'évolution gravidique, devient active, radicale, à l'approche et jusqu'à la fin de l'accouchement, visant presque toujours un double but : la libération et la conservation des deux êtres.

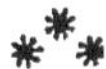

Par elle, il sera possible d'écarter de sérieux obstacles à l'expulsion, de remplacer les contractions utérines impuissantes par une extraction qui en réalisera les effets mécaniques, d'ouvrir enfin au fœtus une issue accidentelle, lorsque celle du conduit génital lui est refusée.

La libération opératoire par voie normale, à peu près la seule pratiquée jusqu'à ces derniers temps, est redevable au forceps de ses plus beaux succès. Aucun instrument ne saurait lui être comparé, comme simplicité de construction, adaptation au but proposé et efficacité d'application. Aucun n'a, aussi souvent, protégé la vie humaine, menacée presque à sa source elle-même, et réussi à la soustraire aux plus grands dangers.

***

Inventé au xviie siècle — sous forme de pince droite, à cuillers, avec branches indépendantes, croisées et articulées — par le barbier anglais Chamberlen, il fut jalousement gardé et employé en secret, par lui et sa famille, pendant près de cent ans; et cela jusqu'à le cacher, en le voilant, aux regards des assistants, pendant l'opération (Varnier).

***

Cependant, imaginé à nouveau par Jean Palfyn de Gand, il vit cette fois le jour au commencement du xviiie siècle. D'abord, grossièrement façonné, il devint ensuite, au milieu de changements secondaires, l'objet d'une modification capitale : la courbure de bord, proposée en 1748 par Levret, qui a décuplé la valeur de l'instrument, en l'accommodant à la direction de l'axe pelvien, et a ainsi conféré à l'auteur un droit de véritable paternité. Longtemps après, en 1877, Tarnier appropriait plus complètement encore le forceps aux besoins de la pratique, en créant l'admirable modèle qui est aujourd'hui entre toutes les mains.

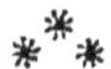

Pendant que l'extraction par la tête s'obtenait si remarquablement, grâce au forceps, que celle par le siège, de date bien plus ancienne, se pratiquait méthodiquement et avec succès, subsistait le desideratum d'une libération conservatrice du fœtus par l'abdomen, particulièrement dans le cas d'angustie extrême du bassin. Tenter de le réaliser aurait été une entreprise homicide, à laquelle il ne fallait pas songer. C'est ainsi que la section césariennne n'avait guère été appliquée qu'à des extractions d'enfants, immédiatement après la mort de la mère : à Rome, par prescription légale, et pendant tout le moyen âge, par devoir religieux, en vue du baptême.

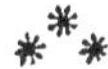

Vers 1500, une sorte d'événement, bien connu, vint faire apparaître soudainement l'opération césarienne. Nuffer, châtreur de porcs de Thurgovie, avait pratiqué audacieusement sur sa femme, en travail depuis plusieurs jours, l'extraction de l'enfant à l'aide d'une grossière incision utéro-abdominale et était arrivé à sauver les deux êtres ! Dans la suite, après ce coup du hasard, une telle libération par effraction pariétale, bien que régularisée, eut peu d'imitateurs et n'en resta pas moins proscrite, à cause de son effrayante léthalité.

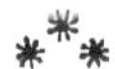

Au XVIIIe siècle, de sérieux efforts sont faits pour relever de son discrédit la malheureuse opération. On la voit surtout remise en question lorsque, en 1777, Sigault présente sa symphyséotomie et en publie un premier succès. L'agrandissement du bassin, disaient ses partisans, rendra inutile l'extraction abdominale dans presque tous les cas, prétention qui suscita une vive réaction en faveur de cette dernière. Entre *césariens* et *symphyséotomistes* la lutte fut ardente. Mais si les opinions s'affirmaient nettement opposées, d'autre part les résultats opératoires se montraient pareillement accablants pour les deux interventions.

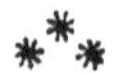

Baudelocque resta fidèle à l'extraction césarienne, qu'il dota de l'incision médiane de l'utérus, dont il pressentait peut-être le triomphe définitif un siècle plus tard. Malgré la suture utérine, qui vint tardivement améliorer la technique de l'opération, une mortalité presque constante continuait à en éloigner les accoucheurs. Toutefois, l'hystérectomie de Porro put, vers 1876, malgré l'atteinte portée par elle au principe de conservation totale, atténuer le découragement général.

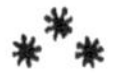

On en était là pendant que, à la suite des découvertes de Pasteur, les chirurgiens, éclairés par les déductions pratiques de Lister, s'appliquaient activement à la défense des tissus divisés contre l'infection exogène et y trouvaient des succès inattendus. L'extraction césarienne bénéficia largement de la révolution thérapeutique, grâce surtout à de précieuses initiatives (Leopold, Saenger, en Allemagne; Bar et Potocki, en France). Le nombre de cas malheureux diminua rapidement. Ils sont réduits aujourd'hui à une faible et rassurante proportion.

Pourquoi y aurait-il trop d'optimisme à espérer, même à prévoir, que l'opération césarienne, dégagée un jour de toute menace et largement accessible au praticien, sera la réserve libératrice par excellence, permettant de voir sans crainte s'approcher un accouchement dangereux, puisqu'il sera possible, à un certain moment, de l'éviter, grâce à une extraction sûre, rapide et inoffensive.

2° SUPPRESSION OPÉRATOIRE DE LA GROSSESSE

C'est l'intervention obstétricale qui met fin prématurément à la fonction gravidique, en incitant l'expulsion de l'œuf.

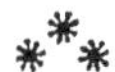

Avant sept mois révolus de grossesse, elle ne saurait être qu'un avortement opératoire, une expulsion fœticide, qui a paru longtemps inévitable dans les cas de rétrécissements extrêmes du bassin, mais à laquelle, en pareille situation, on ne songe plus, depuis que l'extraction césarienne, devenue rassurante, permet d'attendre le terme ; qui toutefois est restée comme ressource suprême et malheureuse en présence de certains troubles menaçants de la grossesse, tels que les vomissements incoercibles, l'ictère grave, l'anémie pernicieuse, etc., avant la période ultime.

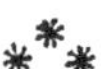

Au contraire, après trente-deux ou trente-trois semaines de gestation, même un peu plus tôt, une expulsion prématurée — sans risque pour la mère si elle est entreprise suivant la bonne méthode et avec la garantie d'une sérieuse antisepsie — pourra, à bon droit, viser la conservation de l'enfant, lorsqu'il n'est ni débile ni infecté, bien que sa vie extérieure ne soit pas toujours assurée.

En présence d'un rétrécissement du bassin à un degré moyen, provoquer l'expulsion au moment favorable qui vient d'être indiqué, c'est donc libérer le fœtus, en bénéficiant à la fois de son moindre développement et de sa viabilité. Il y aurait néanmoins tendance aujourd'hui à laisser, en pareille occurrence, la grossesse s'achever, étant donné : qu'un enfant né avant terme, bien que viable, restera menacé pendant plusieurs semaines, en raison de l'insuffisance de son développement ; que, d'autre part, en cours d'expulsion, une tête d'un volume normal arrive souvent à franchir un rétrécissement modéré, en se moulant sur la forme du défilé osseux ; enfin, que, au besoin, une extraction par voie pelvienne, pendant le travail, pourra se terminer heureusement.

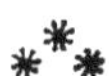

Par contre, l'accouchement provoqué s'imposera chez une albuminurique, lorsque les œdèmes, les troubles sensoriels et l'impuissance du régime lacté ont créé un danger pressant pour la vie ; comme aussi en cas d'hémorragie inquiétante, quelle qu'en soit la cause, ou d'hydramnios extrême et menaçant.

Les contractions de travail ont été provoquées prématurément, en excitant le col : par pénétration de la main disposée en cône, vieux procédé d'accouchement forcé qui expose à la rupture utérine, surtout chez les grandes multipares ; par introduction de *dilatateurs métalliques,* tels que le dilatateur de Bossi et l'écarteur de Tarnier, qui peuvent aller jusqu'à déchirer le tissu cervical ; par les *douches sur le museau de tanche* (méthode de Kiwisch), moyen abandonné, comme n'opérant que grâce à une action violente, et faisant courir le risque de perforation des culs-de-sac vaginaux.

Ces mêmes contractions ont été aussi incitées en agissant profondément sur la paroi utérine et au-dedans de l'organe : par la *rupture des membranes,* qui met ce dernier en contact avec les inégalités du corps fœtal, procédé à rejeter comme dangereux pour l'enfant, ainsi privé, de bonne heure, par rétraction utérine, de la pleine liberté des communications placentaires ; mais plus souvent par la *sonde de Krause,* tige molle de 5 ou 6 millimètres de diamètre, qu'on introduira, désinfectée, entre l'œuf et la paroi, pour l'y maintenir jusqu'à effet voulu, moyen séduisant par sa simplicité et réellement efficace, bien que le travail ainsi déterminé soit souvent trop tardif dans les cas urgents, mais aussi non sans quelques sérieux défauts, tels qu'une pénétration qui ne saurait être ni surveillée ni dirigée, surtout des risques de rupture des membranes, de décollement du placenta et d'hémorragie consécutive.

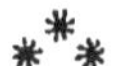

Reste le procédé le moins opératoire, sorte de reproduction de phénomènes normaux, celui du *ballon intra-segmentaire,* logé vide au-dessus du col, dont l'emplis-

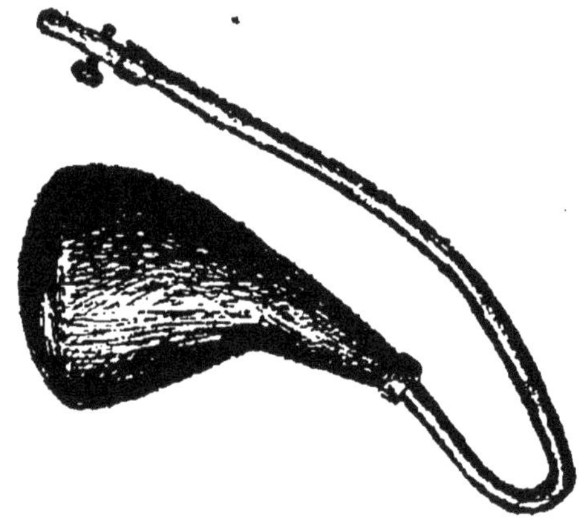

Fig. 1. — Ballon de Champetier de Ribes (S. et L.).

sement augmentera le volume sur place et en fera une sorte de partie fœtale, à la fois incitatrice de contractions et agent de dilatation orificielle. Tels voulaient être les ballons de Barnes et de Tarnier, simples poches, mais en caoutchouc, par suite trop extensibles pour pouvoir, malgré leur maximum de volume, exercer une pression suffisante de pourtour. Tel est le BALLON DE CHAMPETIER DE RIBES, celui-ci en soie caoutchoutée, donc à la fois souple, résistant, inextensible et incompressible après emplissage, de plus, conique, à base arrondie, d'un diamètre à peu près égal au sous-occipito-frontal de la tête fœtale, et à pointe continuée par un tube muni d'un robinet, simple mais précieux appareil, dont il importe de bien connaître le maniement.

***

Toutes précautions d'antisepsie étant prises du côté de l'accoucheur et de la femme, celle-ci placée en position obstétricale, le ballon de Champetier de Ribes, parfaitement aseptisé et jaugé d'avance afin d'en contrôler la contenance exacte, sera saisi, roulé en forme de cigare, la base en haut, entre les mors d'une pince spéciale, s'articulant comme un forceps, et ainsi prête à pénétrer dans le col. Ce sera aisément, d'ordinaire, chez la multipare, difficilement parfois lors d'une première grossesse, et, dans ce cas, souvent avec obligation de dilater préalablement le conduit par les tiges de laminaire ou les bougies d'Hégar.

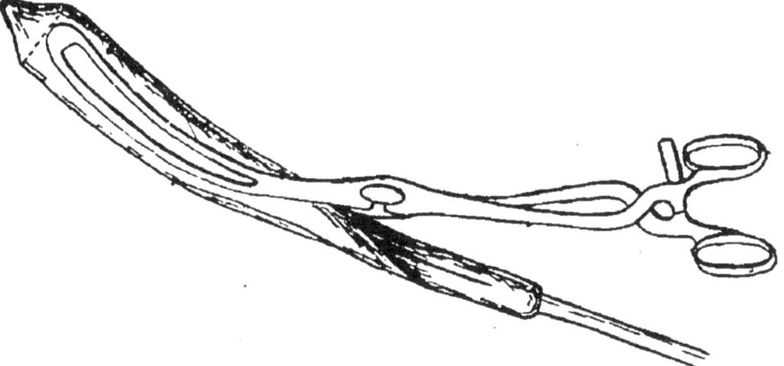

Fig. 2. — Introduction du ballon de Champetier de Ribes. (S. et L.)

***

Guidé par deux doigts d'une main, introduits dans le col, l'instrument y sera engagé, puis enfoncé, au delà, dans la partie postérieure du segment inférieur, jusqu'à l'arrivée, au museau de tanche, de l'articulation des branches. A ce moment, la pince, tout d'abord crochetée, sera déclanchée, mais non encore retirée ; et on procédera au remplissage du ballon, à l'eau bouillie, en s'arrêtant à 100 grammes de moins que les 640 grammes de liquide que contiendrait la poche, ce qui l'appliquera mieux contre la paroi du segment inférieur, tout en lui laissant assez de volume pour se maintenir au-dessus du col ; injection pendant laquelle on dégagera successivement les branches de l'instrument.

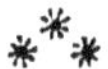

Le robinet fermé, il n'y aura plus qu'à attendre les contractions, qui se déclarent généralement au bout de deux ou trois heures et se poursuivent régulièrement. Un peu avant de franchir l'orifice, le ballon devra recevoir le complément de sa contenance, pour devenir désormais pleinement dilatateur et être ainsi expulsé à la façon d'une tête fœtale, premier résultat après lequel on s'assurera immédiatement, par le toucher, qu'il n'est survenu — ce qui s'est produit quelquefois — aucune procidence de cordon ou de membre, et que la présentation n'a pas été modifiée par la pression de la poche segmentaire, afin de pouvoir intervenir, s'il y a lieu, sans le moindre retard.

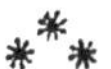

Le corps fœtal viendra après, d'ordinaire poussé rapidement dans la voie large ouverte par le ballon, à la façon du second enfant en fin d'accouchement gémellaire ; et ainsi aura été accomplie, méthodiquement et sans violence, une expulsion prématurée, grâce à un procédé qui lui a presque conservé le caractère physiologique.

3° EXTRACTION PAR LA TÊTE ; FORCEPS

C'est l'extraction du corps fœtal en présentation céphalique, ici presque réduite à celle de la tête, et opérée à l'aide d'un instrument, LE FORCEPS, au lieu de la main de l'accoucheur, elle, inapte à saisir et à retirer une partie aussi volumineuse et enserrée, la libération du tronc n'étant plus ensuite qu'une manœuvre exempte de difficulté et plus ou moins aidée par les poussées expulsives.

Deux modèles de forceps sont restés dans la pratique : le *forceps de Levret* et le *forceps de Tarnier*, grandes pinces, tous les deux, à branches croisées, avec cuillers, à courbure de face (céphalique) pour la prise, de bord (pelvienne) pour le parcours du conduit pelvi-génital, munies d'un moyen de traction dont devra s'emparer la main de l'accoucheur.

***

Avec le nouveau forceps, la traction est effectuée à l'aide d'un appareil formé de deux tiges, accrochées et articulées, chacune au bas d'une des cuillers, qui seront, à leur bout opposé, saisies et immobilisées par un manche unique, dit tracteur, coudé (coudure périnéale) et coupé au sommet de l'angle par une articulation permettant aux deux parties de jouer dans le sens latéral, terminé enfin par une barre transversale pour la main de l'accoucheur, particularités auxquelles s'ajoute le moyen de fixer les cuillers à la tête (vis et écrou).

***

Grâce à ces ingénieuses dispositions, la tête sera solidement saisie par les cuillers, au degré voulu, sans risque de pression dangereuse, et les deux, faisant corps, pourront subir des tractions énergiques, tout en se prêtant aux mouvements de l'accommodation normale ; de plus, ces mêmes tractions seront rigoureusement axiles dans l'excavation, grâce aux tiges articulées, qui, en même temps, transmettront intégralement aux cuillers la force déployée ; enfin les manches propres de l'instrument, après avoir servi à l'introduction et à la prise, restés comme attachés à la partie fœtale, en révéleront les mouvements intérieurs pendant l'extraction.

***

L'extraction au forceps s'imposera pour des motifs

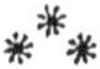

concernant les deux êtres. Chez le fœtus, c'est la souffrance, surtout manifestée par la défaillance du cœur (100 pulsations seulement et au-dessous) et l'expulsion du méconium ; c'est encore, non la seule lenteur, mais bien l'arrêt du travail pendant l'engagement ou le dégagement de la tête ; pour la mère, c'est, en plus des causes qui produisent cet arrêt (rétrécissement du bassin, inertie utérine, résistance du périnée), un accident inopiné, menaçant pour la vie, comme les accès éclamptiques.

***

Avant toute application de forceps et pour qu'il soit permis d'en prévoir le succès opératoire, on devra : s'être assuré que la tête pourra traverser le canal pelvien ; avoir constaté la position, de laquelle dépend le placement des cuillers ; pouvoir compter sur un passage orificiel suffisant, par dilatation ou parfaite dilatabilité ; avoir enfin aseptisé rigoureusement l'instrument, ses mains et les voies génitales.

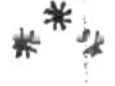

Une extraction céphalique au forceps — à pratiquer la femme placée en position obstétricale et après avoir vidé sa vessie — doit viser surtout un double but : cramponner solidement les branches à la tête, grâce à une prise régulière, que fixera l'emboîtement par les cuillers ; exercer ensuite sur elle une traction méthodique, tout en lui conservant sa plus faible épaisseur (fléchie ou défléchie) et en reproduisant, pendant cette progression opératoire, les mouvements normaux de l'expulsion.

La prise est normale et parfaite lorsque la tête (som-

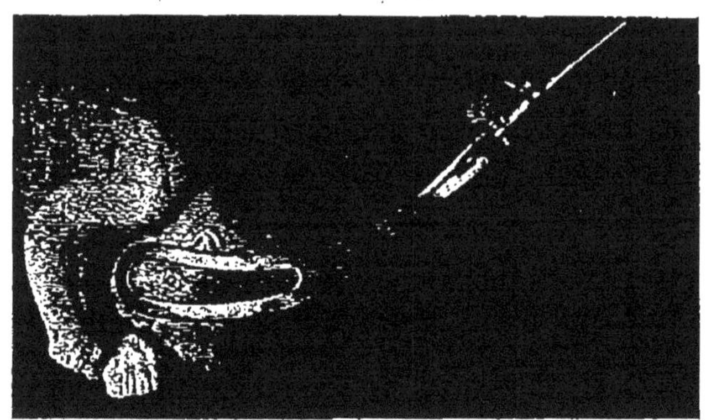

Fig. 3. — Forceps sur le sommet (S. et L.).

met ou face) est saisie par les régions pariéto-malaires,

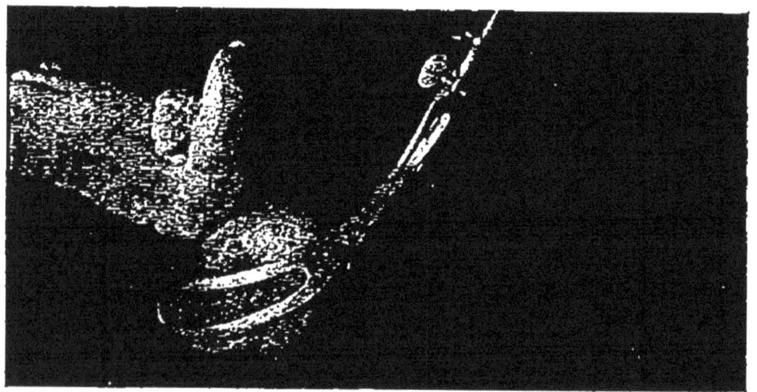

Fig. 4. — Forceps sur la face (S. et L.).

sur la convexité desquelles a été modelée la concavité

des cuillers. Celles-ci seront introduites — leur courbure pelvienne, tournée du côté de la partie céphalique à dégager d'abord sous les pubis — conformément aux directions imposées par la position et les axes du bassin, en suivant les inflexions de surface de la boîte crânienne, pénétration qui sera obligatoirement précédée d'une main conductrice.

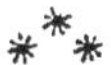

Cette main-guide, sans laquelle le forceps serait inapplicable et d'ailleurs dangereux pour les tissus maternels, fournira deux sensations d'une importance capitale : d'abord celle de l'orifice utérin, précieuse pour l'introduction sûre des cuillers dans la cavité utérine, lorsque la tête s'y trouve encore ; ensuite celle d'une oreille fœtale, indicatrice de la région pariéto-malaire correspondante, que devra couvrir la cuiller.

La prise réalisée, l'accoucheur pourra procéder à l'extraction de la tête : avec le Levret, en reproduisant les mouvements céphaliques d'engagement, de rotation et de dégagement ; avec le nouveau forceps, en se contentant de provoquer ces mouvements par la seule traction sur les tiges attenantes aux cuillers, comme le ferait la poussée des contractions utérines, mais cela à la condition de maintenir, ainsi qu'il sera dit, un parallélisme étroit entre le tracteur et les propres branches de l'instrument.

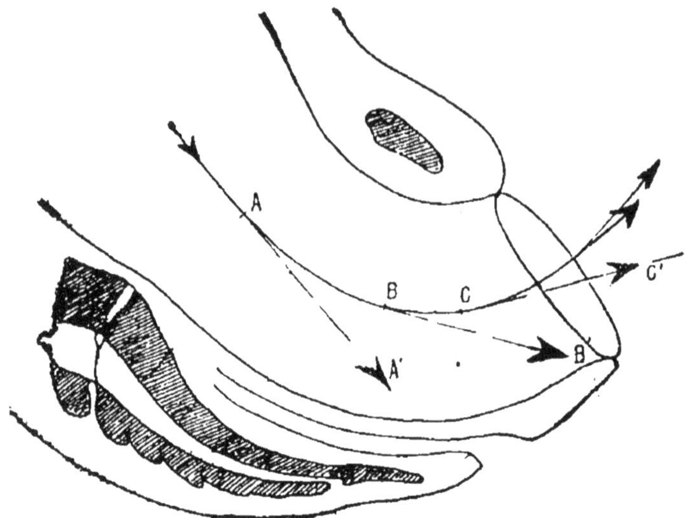

Fig. 5. — Directions successives des tractions (S. et L.)

Les tractions seront pratiquées à l'aide des seuls bras, sans violence ni précipitation, mais avec persistance, quoique mêlées de courts repos, soit pendant, soit après la douleur; elles le seront, à la fin, seulement dans l'intervalle des contractions ; et, au dernier moment, avec une extrême modération, dans le but de ménager le plancher périnéal et d'en favoriser la distension, les cuillers restant en place pour, au besoin, contenir la tête, en même temps qu'aider son dégagement par une sorte de balancement imprimé aux manches (Varnier), libération après laquelle les branches seront successivement retirées.

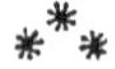

Le forceps aura à s'appliquer dans une de ces trois

situations : *au détroit inférieur*, la tête — sommet ou face — ayant accompli sa rotation, donc en occipito-pubienne, rarement en occipito-sacrée, ou bien en mento-pubienne, par suite le dégagement restant seul à produire ; *dans l'excavation*, la tête y étant engagée mais n'ayant pas encore fait sa rotation, par suite s'offrant en oblique antérieure, gauche ou droite, rarement en transversale dans un bassin normal, quelquefois en oblique postérieure, donc, dans ces divers cas, la rotation et le dégagement restant à opérer ; enfin au *détroit supérieur*, avec tête non engagée, restée, par suite, en transversale et encore mobile, donc dans des conditions où le forceps aura tout à faire.

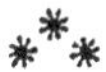

Au détroit inférieur, la TÊTE ÉTANT EN OCCIPITO-PUBIENNE, ou en mento-pubienne, l'introduction, la prise et la fixation des cuillers seront réglées par cette formule classique : branche gauche (à pivot), à introduire la première, courbure pelvienne dirigée en haut, tenue de la main gauche, au côté gauche de la femme, précédée, jusqu'à la région pariéto-malaire, de l'autre main comme guide, que la cuiller ira remplacer après avoir pénétré à la façon d'un cathétérisme pelvi-utérin ; maintien de la branche par un aide ; introduction de la branche droite, inversement et à l'opposé, par une manœuvre analogue à la précédente, précédée aussi d'une main guide, mais seulement jusqu'à l'orifice ; placement symétrique de la cuiller, que confirmera, au dehors, la correspondance de l'encoche et du pivot ; articulation des branches ; puis fixation de la prise par la vis à écrou (forceps de Tarnier), suivie du déclanchement des tiges et de leur enserrement dans la douille du tracteur.

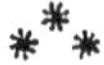

Reste à opérer le dégagement, cette fin d'extraction commune à toute application de forceps. La main s'étant solidement attachée à l'instrument par la barre transversale, on n'aura qu'à tirer, mais parallèlement aux manches, desquels la douille sera maintenue distante d'un centimètre, pour être assuré par là d'agir dans le sens de la progression naturelle de la tête, mouvement de dégagement, à travers le détroit inférieur et le bassin mou, que manifesteront au dehors l'abaissement puis le relèvement des branches.

La TÊTE EN OCCIPITO-SACRÉE se prête à une application de forceps semblable à la précédente, comme introduction et placement des cuillers, dont le bord concave sera tourné ici vers le front, lui-même placé derrière les pubis. Les tractions seront fléchissantes d'abord, jusqu'au dégagement de la nuque à la commissure vulvaire postérieure ; puis défléchissantes, pour faire apparaître la face sous l'arcade et libérer ainsi la partie fœtale; mais tout cela avec de réelles difficultés et un tel danger pour le périnée, surtout chez les primipares, qu'il est préférable d'opérer la transformation de la position, en occipito-pubienne, par une rotation instrumentale très étendue de la tête, de désarticuler ensuite le forceps (dont cette rotation avait porté la courbure pelvienne en arrière), de le réintroduire après, dans les conditions normales, pour pratiquer alors l'extraction en occipito-pubienne.

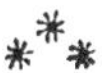

Dans l'excavation, sur une tête s'offrant par le sommet (comme par la face), mais demeurée EN OBLIQUE ANTÉRIEURE, par exception en transversale, la prise pariéto-malaire sera toujours l'objectif, bien que l'application du forceps en soit rendue parfois laborieuse. Des deux branches qui saisiront la tête dans ces conditions normales, celle qui doit être postérieure sera placée la première, précédée de la main guide, enfoncée plus ou moins, jusqu'au-devant du sacrum en cas de transversale, pour arriver ainsi sur la région pariéto-malaire, où elle attendra la cuiller. Celle-ci, dirigée convenablement, ira la remplacer; après quoi il faudra introduire la branche antérieure et placer sa cuiller, manœuvre difficile, mais très praticable lorsqu'on procède méthodiquement.

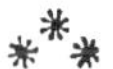

La main conductrice ne pourra ici qu'indiquer la voie à la branche, et seulement à l'aide de deux ou trois doigts, en même temps que faciliter l'entrée de la cuiller. Celle-ci, ainsi guidée, sera d'abord enfoncée directement, vers la symphyse sacro-iliaque correspondante, d'où il faudra l'amener en avant, pour atteindre et occuper la région pariéto-malaire, plus ou moins appliquée contre la paroi pubienne, cela grâce au mouvement de spire, décrit par Mme Lachapelle, et réalisé, à la fois par l'abaissement et la torsion du manche. L'articulation obtenue, parfois non sans peine faute de parfaite correspondance des cuillers, — après décroisement des branches dans les obliques et transversales droites — on verra ces mêmes branches, au dehors, émergeant de la vulve et dirigées parallèlement à l'aine de la cuisse opposée.

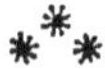

La tête, ainsi saisie en oblique antérieure, ou, par exception, en transversale, il s'agit de l'amener en occipito-pubienne par rotation instrumentale. Le forceps de Levret devra exécuter cette dernière à l'aide des manches, solidement tenus, qui auront, pour cela, à décrire, au dehors, un arc de cercle, reproduit au dedans par la rotation du sommet. Avec le nouveau forceps la manœuvre se réduira à une simple traction, qui suffira à provoquer — un peu lentement il est vrai — par accommodation intra-pelvienne, comme pendant l'expulsion, la rotation de la tête et des cuillers ; à la condition de maintenir, comme précédemment, le tracteur et les branches de préhension à la distance essentielle d'un travers de doigt, ces dernières devenues alors de véritables aiguilles, indicatrices des mouvements de la partie fœtale.

Une tête restée, dans l'excavation, en OBLIQUE POS-

TÉRIEURE, pourrait être amenée en occipito-pubienne par rotation artificielle, ou refoulée en occipito-sacrée en vue d'un dégagement postérieur. Mais ce sont là complications opératoires et libérations difficiles, que, à l'exemple de Tarnier, Pinard, Loviot, etc., les accoucheurs remplacent aujourd'hui par une transformation cavitaire de la position oblique postérieure en transversale ou oblique antérieure, cela avec la main seule, introduite profondément derrière la tête, jusqu'à embrasser le pariétal postérieur, pour en arriver à amener en avant l'extrémité occipitale, et offrir ainsi la partie fœtale à une prise facile du forceps.

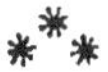

Au détroit supérieur, la tête élevée, en position transversale, non ou peu fixée faute d'engagement, se prêtera mal, pour ces motifs, à une application régulière du forceps. La prise ne saurait être directe, bien que séduisante de simplicité — c'est-à-dire avec cuillers placées à droite et à gauche, l'une sur le front, l'autre sur l'occiput —, parce qu'elle sera dérapante, faute de conformité de courbure entre les surfaces d'application, de plus défléchissante pour la partie fœtale, enfin aggravante, parce que la compression fronto-occipitale augmentera les voussures pariétales, en rapport ici avec le diamètre promonto-pubien, le plus ordinairement rétréci.

Dans une telle situation, Pinard et ses élèves, envisageant surtout les obstacles à l'extraction résultant d'une mauvaise prise, déclarent que, malgré les conditions défavorables où se trouve la tête ainsi placée, il faut, après s'y être exercé suffisamment, aller résolument la saisir par les régions pariéto-malaires, puis la retirer, conformément aux règles générales qui dirigent les applications de forceps dans les positions latérales déjà examinées. Ce ne sera pas sans difficultés. Quelles qu'elles puissent être, l'accoucheur devra, d'abord chercher à compléter la flexion en se servant de la première main introduite comme guide, faire pénétrer après la cuiller postérieure, suivant les axes cavitaires et jusqu'à dépasser le promontoire, enfoncer ensuite la seconde branche, également précédée et conduite, très haut, pour en ramener la cuiller en avant par un mouvement de spire, décroiser les manches s'il le faut, diriger enfin fortement en arrière les tractions, laborieuses, qu'exigera l'engagement ; après quoi la rotation et le dégagement seront opérés comme d'ordinaire.

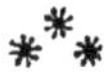

Budin, surtout préoccupé de ces difficultés et des inconvénients d'une prise rigoureusement normale sur une tête en transversale au détroit supérieur, recommande de se contenter de la saisir d'une bosse frontale à l'apophyse mastoïde opposée, sorte d'application oblique — bien différente de celles pratiquées dans l'excavation, qui, elles, comportent une prise pariéto-malaire — permettant à la cuiller postérieure de se loger à côté du promontoire, sans riquer par suite de repousser la tête lorsqu'elle a commencé à s'engager.

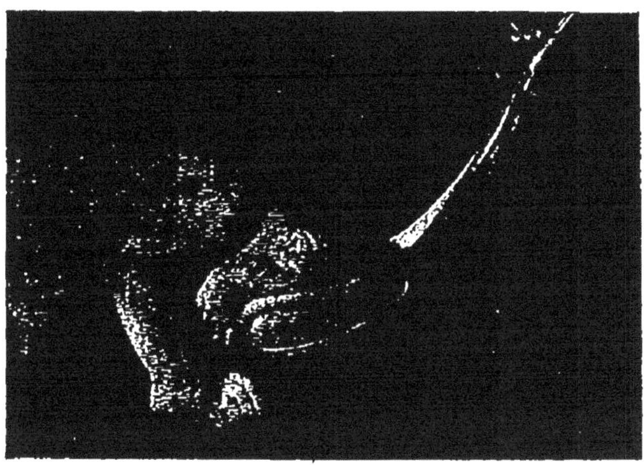

Fig. 6. — Prise fronto-mastoïdienne (Budin) au détroit supérieur (S. et L.).

A supposer qu'on soit parvenu à embrasser la tête au détroit, rien ne sera ensuite laborieux comme l'engagement opératoire, à travers un espace amoindri — d'ordinaire par un rétrécissement pelvien, toujours du reste par la cuiller postérieure placée comme un pont au-devant de la concavité sacrée — cela malgré les efforts déployés, d'ailleurs en partie annulés par la direction trop antérieure des tractions, qui fera buter la tête contre les corps pubiens. De même que rien ne sera plus dangereux pour le fœtus, dont le crâne, fortement attiré par l'instrument, subira la pression déprimante de la barrière osseuse, ajoutée à celle des cuillers, le forceps de Tarnier ne permettant pas plus que l'autre de tirer dans l'axe du détroit supérieur.

***

Le forceps est donc essentiellement un instrument d'excavation, puisque c'est seulement dans cette portion du canal pelvien qu'il sera possible — surtout avec le Tarnier — de retirer la tête par des tractions, réellement axiles et sans danger pour l'enfant. Au détroit supérieur, c'est grâce à une sorte d'extension opératoire et faute de mieux qu'on sera parfois conduit à l'appliquer. A cette hauteur une telle extraction doit être le plus possible remplacée par la version.

4° EXTRACTION PAR LE SIÈGE

C'est l'extraction — ici manuelle — du corps fœtal en présentation pelvienne, destinée, soit à remplacer l'expulsion dans les mêmes cas dystociques qui, avec tête première, réclament le forceps, soit à faire suite au temps d'évolution de la version par manœuvres internes.

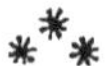

Après avoir aseptisé ses mains, les avant-bras, même une partie des bras, et avoir attendu une dilatation suffisante ou une parfaite dilatabilité de l'orifice, comme en cas d'application du forceps, — la femme placée en position obstétricale, ses voies génitales préalablement désinfectées et les réservoirs pelviens une fois vidés — l'accoucheur procédera à l'extraction dont il s'agit, peu difficile d'ordinaire jusqu'à l'arrivée de la tête au détroit supérieur, à cause de la puissance des tractions et d'une certaine compressibilité du tronc, laborieuse ensuite, en raison du relèvement inévitable des bras du fœtus et de la déflexion de sa tête, qui exigeront, l'un et l'autre, une manœuvre spéciale de dégagement.

***

Lorsque l'extrémité pelvienne s'offre, au détroit,

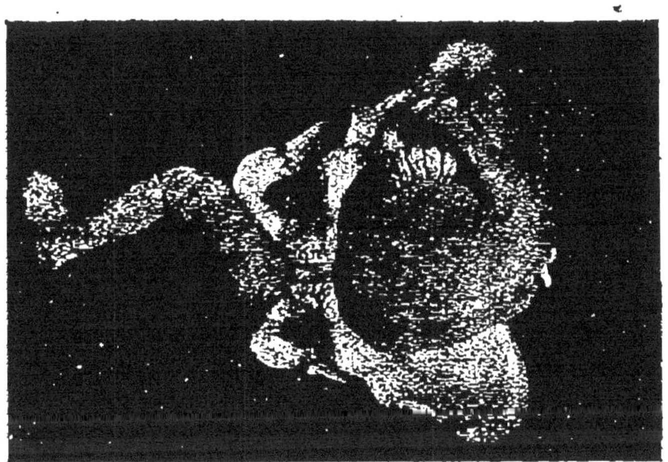

Fig. 7. — Extraction par le siège (bon pied) (S. et L.).

complète bien que plus ou moins élevée, la main, arrivée jusqu'à elle, n'aura pas à chercher longtemps les pieds, précieux moyen de préhension dans l'extraction dont il s'agit. Des deux, un seul est nécessaire à saisir ; et celui-là doit être l'antérieur, facile à reconnaître. C'est le bon, parce que la traction exercée sur le membre portera la fesse opposée dans la concavité sacrée, sa place naturelle, d'où elle sera délogée directement par les tractions, tandis que le pied postérieur, tiré à soi, ferait remonter la fesse antérieure, derrière les pubis ; d'où le conseil, si ce dernier pied a été amené par erreur, d'aller à la recherche de l'autre, et

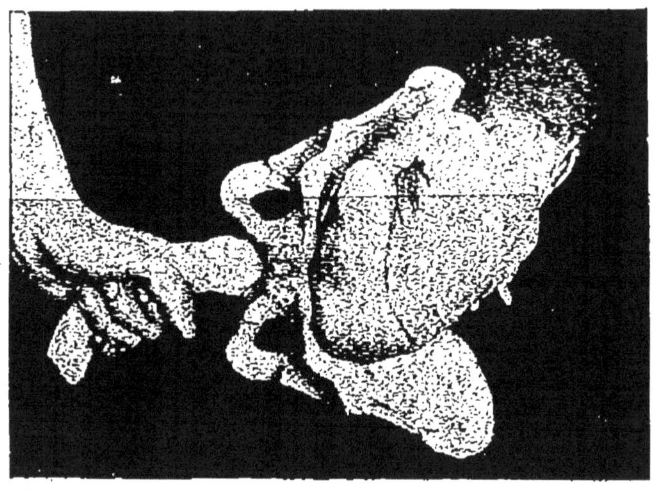

Fig. 8. — Extraction par le siège (mauvais pied). (S. et L.).

d'agir alors, avec les deux, dans le sens voulu, assuré d'éviter ainsi la déviation du siège.

Lorsque, ce qui s'observe le plus souvent, les membres inférieurs sont entièrement relevés au-devant du corps fœtal — les fesses seules s'offrant au détroit, l'une en avant, l'autre en arrière — il faut, résolument et prudemment, pénétrer jusqu'au fond de l'utérus, en côtoyant le plan latéral retropubien du fœtus, longeant par suite le membre inférieur correspondant. Ainsi dirigé, on arrivera au pied antérieur, le bon, qui sera saisi comme précédemment.

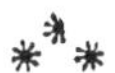

Il peut arriver toutefois, à cette hauteur, de ne toucher aucun des deux pieds, par déviation ou obstacle de contraction. On sera réduit alors à ramener la main vers les cuisses, pour pouvoir peser successivement sur chacune d'elles, et, en les abaissant, faire descendre le reste du membre ; à moins de recourir à la manœuvre de Pinard (particulièrement applicable avant l'engagement), qui consiste en une pression manuelle exercée, dans le creux poplité, sur les muscles ischio-jambiers, dans le but de reproduire les effets de leur contraction, c'est-à-dire la flexion de la jambe et la descente du pied.

Les membres inférieurs toujours supposés allongés au-devant du tronc, les fesses peuvent être trop engagées dans l'excavation pour permettre la recherche puis la descente des pieds ; ne pas céder alors à la tentation de harponner une des deux aines avec un crochet métallique, procédé blessant pour les tissus intéressés, pas plus que d'appliquer le forceps sur le siège, ce qui serait tout aussi brutal et traumatique que le procédé précédent, et, de plus, irrationnel, la courbure sur face des cuillers étant faite pour les régions pariéto-malaires symétriques de la tête fœtale.

Préférer à ces expédients inacceptables, la manœuvre, laborieuse mais inoffensive, de l'extraction par simple accrochement des plis inguinaux, avec un ou deux doigts de chaque main, pour pouvoir tirer alternativement sur les deux aines et ainsi faire descendre le siège par mouvements de bascule ou de battant de cloche.

Les tractions, exercées, soit par les pieds soit directement par le siège, seront dirigées, d'abord vers le bas, jusqu'à l'arrivée, même un commencement de dégagement, des fesses au détroit inférieur, puis horizontalement et finalement en haut, tout en maintenant le dos fœtal tourné vers un des côtés de la femme, cela sans précipitation, pendant la contraction, en épiant le moment où l'ombilic apparaîtra à la vulve, pour aller rapidement saisir le cordon près de l'abdomen, tirer sur son bout placentaire et en faire une anse.

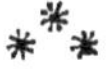

Ces tractions, après avoir dégagé le siège, l'abdomen et une partie du thorax du fœtus, devront s'arrêter dès qu'apparaîtra le bas d'une épaule, sous peine, en les continuant, d'enclaver la tête dans l'excavation, entre les bras, que les frottements de la descente ont fait remonter. On procédera alors, sans perdre un instant, à la difficile, mais très praticable, manœuvre de l'abaissement successif des deux bras au-devant du tronc, en commençant par le bras postérieur, plus facile à atteindre dans la concavité sacrée que l'antérieur derrière les pubis.

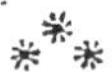

Pour y parvenir, la main — celle dont la paume

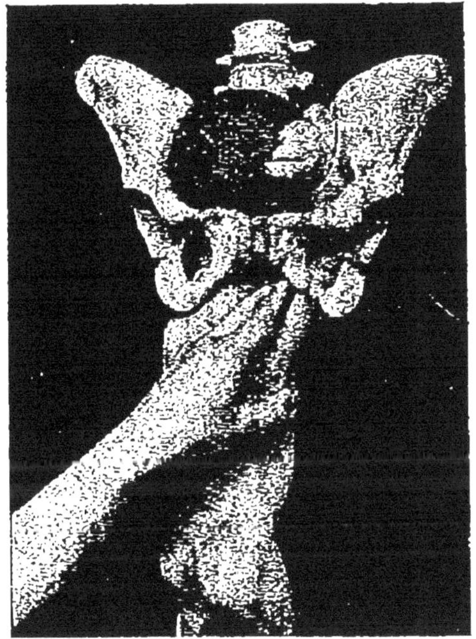

Fig. 9. — Abaissement de bras antérieur (S. et L.).

regarde le dos fœtal — glissant sur ce dernier, remontera d'abord jusqu'à l'épaule, puis, s'allongeant sur le bras, arrivera jusqu'à toucher, même dépasser, le coude avec les doigts. Ceux-ci devront alors peser sur la tige humérale, pour la faire descendre, ainsi que l'avant-bras, au-devant du plan sternal, et la dégager entièrement, après avoir, en passant, comme « fait moucher le fœtus » (Pajot), manœuvre qui sera singulièrement favorisée, par le relèvement, au dehors, du corps fœtal pendant la réduction du bras postérieur, ou l'abaissement du fœtus pendant le dégagement du bras antérieur.

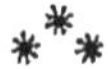

La tête, devenue libre de descendre dans l'excavation, sera amenée, par les tractions, sur le plancher du bassin, mais toujours plus ou moins défléchie et restée d'ordinaire en position transversale. Elle ne franchira maintenant le détroit que fléchie, et à la faveur d'une rotation, qui fait partie essentielle de la manœuvre de Mauriceau-Pinard, pratiquée, à titre d'intervention à peu près obligatoire, à la fin de l'expulsion par l'extrémité pelvienne, extraction de la tête à laquelle, malgré l'urgence, on fera subir un certain ralentissement — au profit de la distension périnéale — à partir du moment où l'enfant fera paraître sa bouche à la fourchette, parce qu'il peut alors commencer à respirer.

Tout autre sera l'extraction par le siège, lorsque la tête dernière est retenue au détroit supérieur — alors toujours en transversale — par un excès de volume ou un rétrécissement pelvien. Le devoir sera alors de tenter l'engagement forcé, dit MANŒUVRE DE CHAMPETIER DE RIBES, à deux opérateurs.

***

L'un, par ses deux mains, appliquées sur l'hypogastre, refoulera fortement le front du fœtus, à la fois vers le bas pour aider à la flexion de la tête et vers le côté du bassin où se rencontre l'occiput, cherchant par là à pousser la bosse pariétale postérieure en dehors du promontoire qui la retient.

***

Le deuxième opérateur — après avoir introduit une de ses mains dans l'utérus, la paume regardant le devant du fœtus, et être allé accrocher son maxillaire inférieur, puis avoir pénétré avec l'autre, en suivant le plan dorsal, et placé les doigts en fourche autour du cou — fléchira la tête, tout en la refoulant vers le côté où se trouve la nuque, recul qui éloignera l'épaisseur bi-pariétale du diamètre promonto-pubien rétréci, pour y placer presque le diamètre bi-temporal, qu'on rendra encore plus favorable en y ajoutant l'inclinaison de la tête sur son pariétal postérieur. Une sensation, parfois brusque, d'obstacle franchi indiquera le succès de la manœuvre, après laquelle il restera à pratiquer celle de Mauriceau.

***

Telle est la suprême ressource dans la situation dont il s'agit. Bien que rationnelle, c'est une action mécanique toujours violente, cause, pour le fœtus, de dangereuses compressions crâniennes. Après s'y être essayé sans succès, il ne restera plus d'autre issue que la basiotripsie sur tête dernière, avec ou sans décollation.

5° VERSION

C'est un déplacement opératoire et simultané des régions du corps fœtal, destiné à éloigner du détroit supérieur telle d'entre elles qui est incapable de le franchir ou seulement défavorable à l'expulsion, pour lui substituer une autre partie offrant les conditions opposées : tête ou siège suivant le cas.

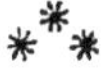

Il en est deux sortes, surtout différentes par le moment de l'exécution et le mode opératoire : celle qu'on pratique en fin de grossesse, par manœuvres extérieures à travers les deux parois et sans extraction immédiate; celle qu'on exécute par manœuvres intra-utérines, donc pendant le travail, avant qu'il ne soit trop tard, et qui est suivie d'extraction.

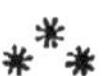

La **version par manœuvres externes** s'effectuera à l'aide de pressions abdominales, combinées, exercées sur l'ovoïde fœtal, qui amèneront son extrémité céphalique au détroit, où elle sera maintenue jusqu'à engagement. Cette mutation devrait, suivant beaucoup d'accoucheurs, être pratiquée dans tous les cas de présentation pelvienne. Elle le sera, toujours et sans hésitation, toutes les fois qu'une épaule se trouvera à l'entrée du bassin.

⁂

Cette version par le dehors sera particulièrement favorisée par deux conditions : du côté de la mère, une tolérance des parois abdominale et utérine aux pressions manuelles ; du côté du fœtus, un volume un peu moindre qu'à terme, comme celui des premiers jours du neuvième mois, à cause de la plus grande facilité qui en résultera pour l'évolution opératoire ; sans qu'il soit interdit cependant d'y recourir à la fin de la grossesse, même au début du travail, avant la rupture des membranes ; mais ce sera alors avec plus de difficultés, à cause de la résistance de la paroi utérine.

La femme étant préparée à ces manœuvres externes par l'évacuation de la vessie et du rectum, ainsi que par la position du palper (décubitus sur le dos, le corps allongé près du bord droit du lit), l'accoucheur, après avoir reconnu la place des pôles pelvien et céphalique, commencera, à l'aide de ses deux mains, par mobiliser, comme pour les détacher de leurs rapports : le siège, en bas, s'il s'agit d'une présentation pelvienne ; la tête, dans une fosse iliaque, lorsqu'une épaule est au détroit ; premier temps, très important, après lequel viendra celui de l'évolution.

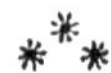

Lorsque le siège est au détroit, cette évolution, alors très étendue, ne saurait être que difficile, surtout chez les primipares, à promptes réactions musculaires. D'une main on soulèvera et remontera les fesses, pendant que l'autre abaissera la tête, cela par une double pression, continuée jusqu'au moment où se produira le renversement, toujours brusque, de l'ovoïde fœtal. Celui-ci ayant à peu près retrouvé alors son moule antérieur, y restera fixé, d'ordinaire sans contention nécessaire. Par contre, en cas d'épaule à l'entrée du bassin, la version par pressions extérieures s'obtiendra assez aisément, grâce à une main qui refoulera la tête et la fera arriver au détroit, tout proche, pendant que l'autre repoussera le siège vers le fond de l'utérus.

Mais ici, les mains réductrices une fois retirées, l'utérus — développé transversalement — tendra à ramener le corps fœtal à sa première direction ; et c'est alors que la *ceinture eutocique* de Pinard, avec ses deux coussins à air latéraux — destinés, par une pression de chaque côté de l'utérus, à maintenir le fœtus dans sa nouvelle situation — rendra le plus grand service, surtout chez les multipares, si elle est appliquée correctement et maintenue jour et nuit pendant plusieurs semaines.

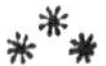

On aura tenu la ceinture prête à fonctionner sans retard, en la passant autour des reins de la femme immédiatement avant de commencer la manœuvre. La version faite, on procèdera au gonflement des pelotes, au-dessous desquelles on aura placé une couche d'ouate; puis la ceinture sera fermée et serrée à un degré modéré, constriction à surveiller d'ailleurs dans la suite, et cela minutieusement, dans le but d'éviter la lésion des tissus comprimés.

Il n'y aurait plus guère à compter sur la ceinture eutocique après une version par manœuvres externes, pratiquée le travail commencé, parce que la constriction serait alors mal supportée. Mieux vaudrait, en pareil cas, rompre les membranes et fixer de la sorte le corps fœtal par l'application de la paroi utérine rétractée, surtout si, comme chez les multipares, une dilatation prompte fait prévoir le rapide achèvement de l'expulsion.

La **version par manœuvres internes** est nécessairement une intervention de travail, pour laquelle il faut un col complètement dilaté ou très dilatable, un utérus peu ou non encore rétracté et la plus rigoureuse asepsie, du côté de l'accoucheur comme de la femme.

Ici la partie fœtale à amener au détroit est l'extrémité podalique, très favorable à la prise et à l'extraction manuelles, qu'il s'agisse d'une présentation de l'épaule ou qu'il faille, au début d'un accouchement par l'extrémité céphalique, en finir promptement, sans recourir au forceps, alors d'une application laborieuse et souvent désastreuse pour le fœtus.

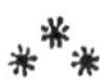

En cas d'épaule au détroit, la présence d'une main procidente dans le vagin n'est pas à regretter, parce qu'elle est un moyen de diagnostic de la position, et que, grâce à un lacs attaché au poignet, on pourra empêcher le bras de remonter pendant l'extraction, en évitant ainsi la difficulté d'un abaissement.

Une version interne se compose essentiellement de deux actes opératoires : la prise d'un seul ou des deux pieds du fœtus, à l'aide d'une main introduite méthodiquement dans l'utérus ; l'évolution ensuite du corps fœtal, qui en amènera, au détroit, l'extrémité pelvienne, ainsi prête à être retirée avec le reste du tronc et la tête, conformément aux règles de l'extraction par le siège.

***

La main à introduire est celle dont la face palmaire regardera naturellement les pieds à saisir. Dans une version avec sommet au détroit, cette main sera celle de même nom que le côté où se trouve l'occiput. Elle pénétrera, disposée en cône, à travers la vulve — étroite chez les primipares — puis le col, dans l'intervalle des contractions, jusqu'au fond de l'utérus, après avoir refoulé la partie fœtale pour se faire un passage, et perforé les membranes, s'il y a lieu ; surtout elle cheminera en rasant le plan ventral ou latéral du fœtus, jamais le dos, qui conduirait à distance des pieds et qui, ceux-ci saisis, rendrait impossible la flexion évolutive.

***

Saisir le fœtus par les deux pieds était la règle autrefois. Un seul est nécessaire en réalité. Mais alors que ce soit le bon, c'est-à-dire celui qui, après l'évolution, se trouvera derrière les pubis, cela en raison du grand avantage, déjà signalé, qui en résultera, pour l'extraction. On sera conduit directement à ce pied antérieur, dans une version, la tête se trouvant au détroit, en suivant avec la main le côté du fœtus plus ou moins tourné en avant, jusqu'à la fesse correspondante ; de même que, dans la version pelvienne, pour présentation de l'épaule, le pied à saisir sera indiqué par la formule suivante : *dos en avant, pied inférieur, dos en arrière, pied supérieur.*

***

Pendant l'introduction — souvent forcée — de la main dans la cavité utérine, au moment de la saisie, même pendant l'évolution, un rôle capital est réservé

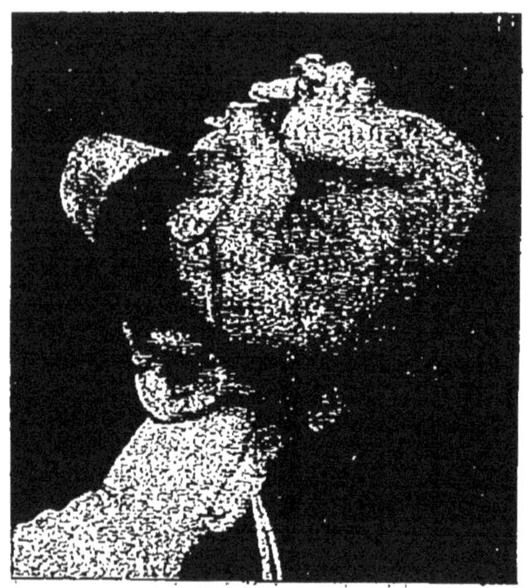

Fig. 10. — Saisie d'un pied (S. et L.).

à la main disponible, celui de presser, au dehors, sur le globe, pour le maintenir à son niveau, même l'abaisser un peu, par suite rapprocher les pieds du fœtus de la main qui va les saisir, en même temps qu'éviter la rupture des attaches utéro-vaginales.

***

L'évolution du corps fœtal, cette seconde partie de la version intra-utérine, demande à être exécutée dans l'intervalle des contractions, parce que celles-ci ne pourraient que rétrécir la cavité de l'organe. Elle

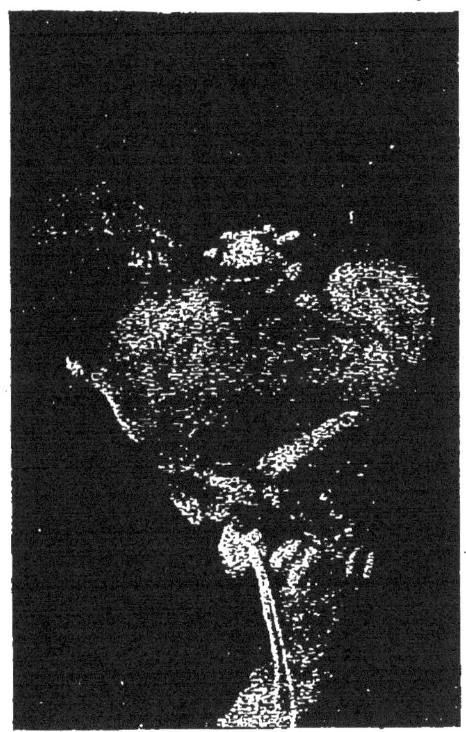

Fig. 11. — Évolution du fœtus (S. et L.).

s'obtiendra par la seule traction avec le pied saisi, suivant l'axe du détroit supérieur, et d'ordinaire sans difficulté lorsque l'utérus n'est pas encore trop rétracté.

***

Le siège une fois arrivé à l'entrée du bassin, il ne reste plus qu'à extraire l'enfant comme s'il s'éta présenté par l'extrémité pelvienne, dégagement — à

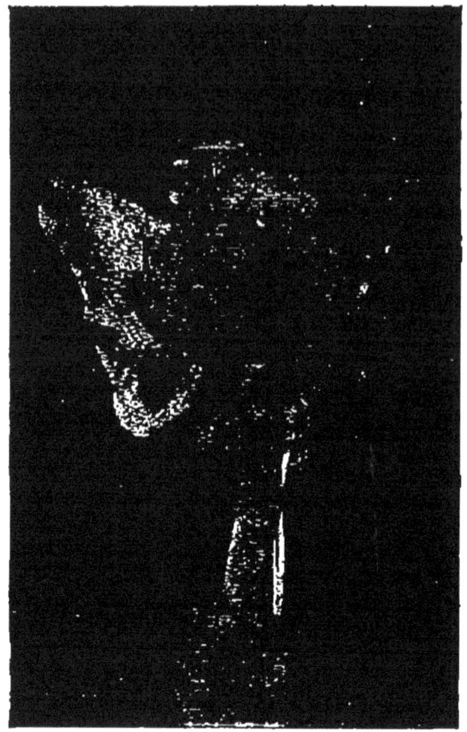

Fig. 12. — Extraction (S. et L.).

opérer pendant les contractions — dont la manœuvre a été indiquée précédemment.

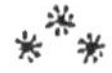

S'il fallait comparer les deux versions, en égard aux risques opératoires, on pourrait dire que — l'une et l'autre étant parfois d'exécution difficile — celle par manœuvres externes est inoffensive pour la mère et l'enfant, tandis que l'intra-utérine expose les deux êtres à des violences traumatiques, surtout lorsqu'elle est tardive ; enfin, que celle-ci ne saurait absolument, comme l'autre, mettre à l'abri de l'infection.

6° PELVITOMIE

C'est la section de la paroi pelvienne antérieure, pratiquée dans le but d'obtenir, par l'écartement des deux portions osseuses, l'agrandissement cavitaire d'un bassin moyennement rétréci.

Imaginée — par diérèse symphysienne — en 1777, mais vite abandonnée à cause de ses insuccès, elle a repris, de nos jours, surtout grâce à l'antisepsie, une place dans la thérapeutique obstétricale, particulièrement sous l'impulsion de Farabeuf et Pinard pour la symphyséotomie, et de Gigli pour la pubiotomie, double procédé d'élargissement de l'enceinte pelvienne.

Cet écartement de paroi, par section symphysienne ou osseuse, dû à un certain jeu des symphyses sacro-iliaques et à une disjonction pubienne, qui peut aller jusqu'à 7 centimètres, fera gagner, par centimètre de distance des plaies articulaires, deux millimètres d'avant en arrière et un centimètre aux diamètres transverses (Farabeuf et Varnier).

La **symphyséotomie** — à n'entreprendre qu'après dilatation de l'orifice utérin, évacuation de la vessie et les plus rigoureuses précautions d'antisepsie — comporte trois actes essentiels : l'incision des téguments, la section de la symphyse et l'écartement des os iliaques.

L'incision des parties molles prœarticulaires sera médiane, verticale, de 8 centimètres, dont quatre au-dessus et autant au-dessous du niveau des deux épines pubiennes ; et elle sera suivie de celle du ligament suspenseur du clitoris, ainsi que de la dénudation du haut de l'arcade (arcuatum).

La section symphysienne viendra après, précédée du glissement de l'index derrière le pubis, à travers une incision, aux ciseaux, des fibres intertendineuses des muscles droits, précaution — protectrice pour la vessie — après laquelle on pénétrera, avec un bistouri boutonné, dans l'interstice articulaire, de haut en bas, pour en trancher les moyens d'union, y compris le ligament sous-pubien.

***

Les plaies opératoires, une fois bourrées de gaze, on procédera à l'écartement des corps pubiens, à l'aide de tractions divergentes sur les os iliaques, exercées par la seule abduction des cuisses ; d'où un agrandissement cavitaire, proportionné à cette disjonction de parois, qui rendra possible alors, soit l'expulsion naturelle du fœtus, soit **son extraction**, complément de l'intervention auquel il faut avoir recours dans presque tous les cas.

Il restera à reconstituer la symphyse, par de simples, mais profondes, sutures des parties molles præpubiennes, aidées du rapprochement des cuisses, ainsi maintenues par un lien passé autour des genoux, moyens de fixation et sutures qui seront supprimés vers le dixième jour, après lequel la femme gardera le lit encore pendant deux semaines.

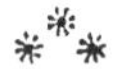

La **pubiotomie** — à pratiquer pour les mêmes motifs et dans les mêmes conditions préalables que la symphyséotomie — porte la section pelvienne sur un des corps pubiens, à égale distance entre la symphyse et l'épine du même côté, jusqu'en bas, au tubercule souspubien de la branche descendante.

***

Après avoir, par une incision des parties molles, découvert et s'être tracé cette ligne de section, on enfoncera derrière l'os, de haut en bas, une aiguille mousse — guidée par deux doigts dans le vagin — jusqu'au tubercule précédemment indiqué, au-dessous duquel la pointe devra ressortir. Par celle-ci, il sera facile d'entraîner de bas en haut, derrière la paroi pubienne, une scie spéciale qui pourra la diviser rapidement ; et on se conduira après comme à la suite de la symphyséotomie.

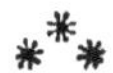

La pelvitomie, malgré la faveur avec laquelle fut accueillie sa renaissance moderne n'en. est pas moins restée une intervention délicate, non sans difficultés d'exécution, et, par suite, peu à la portée de la généralité des praticiens, ne dispensant pas d'ailleurs, dans presque tous les cas, d'une extraction, laborieuse, souvent compromettante pour le fœtus.

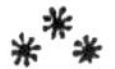

La comparaison, comme risques de cause opératoire, entre les deux modes de section pelvienne, amène à reconnaître que la symphyséotomie expose à la lésion de la vessie et de l'urèthre, à l'infection de la plaie interosseuse et à une réparation articulaire incomplète, au détriment de la résistance du bassin ; tandis que l'ostéotomie pubienne respecte plus sûrement le réservoir vésical, dispose peu à l'infection et aboutit à une soudure pariétale solide et régulière, parce qu'elle est osseuse et que la coaptation des fragments peut ici être facilement obtenue.

7° OPÉRATION CÉSARIENNE

C'est l'extraction du fœtus et des annexes à travers une incision utéro-abdominale, suivie d'occlusion de l'issue accidentelle dans le but de conserver l'organe pour de nouvelles gestations.

Proposée il y a plusieurs siècles, mais vite condamnée à cause de ses suites désastreuses, et restée redoutable jusqu'à ces derniers temps, elle est devenue aujourd'hui, grâce à des succès à peu près constants, une des plus précieuses interventions conservatrices de l'obstétrique opératoire, que nous devons au progrès de la chirurgie abdominale, surtout à la pratique rigoureuse de l'antisepsie.

Elle s'imposera toutes les fois qu'un fœtus, développé et plein de vie, ne peut être extrait par la voie pelvienne ; ainsi, en présence d'un rétrécissement extrême du bassin ou d'une obstruction pelvi-cavitaire par une tumeur. En dehors de ces cas absolus, il arrivera de la préférer, comme radicale et conservatrice, à telle tentative de version ou telle application de forceps, dangereuses et sans aucune chance de succès.

***

Une extraction césarienne suppose, chez l'accoucheur qui doit l'entreprendre, une expérience spéciale, de la décision et du sang-froid. Deux conditions, en outre, sont ici des plus désirables : que l'opération ne soit pas exécutée sous le coup de l'urgence ; qu'elle soit préparée et pratiquée dans le calme d'une fin de grossesse. Toutefois au début du travail, même la dilatation étant avancée (Boquel et Lepage), il sera encore permis d'espérer le succès, lorsque la poche est intacte, l'asepsie assurée et si l'intervention, comme les soins, ne doivent rien laisser à désirer.

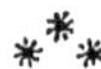

Comme préparatifs, il faudra avoir sous la main : les instruments d'une laparotomie (bistouris, ciseaux, sonde cannelée, écarteurs, pinces hémostatiques, etc.), et des moyens spéciaux comme une solution injectable d'ergotinine et un tube de caoutchouc, double ressource contre l'hémorragie opératoire ; des aiguilles courbes et des fils de catgut ou de soie, pour la suture utérine ; puis un gros drain, à faire plonger dans le cul-de-sac vésico-utérin au dernier moment ; tout cela parfaitement aseptisé, de même que devra l'être la paroi abdominale, à la suite d'une rigoureuse désinfection des mains et avant-bras, soit du chirurgien soit de ses aides.

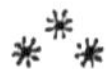

La femme placée en position obstétricale, puis anesthésiée, sera préventivement soumise, par précaution, à une injection sous-cutanée de dix gouttes de la solution d'ergotinine, après laquelle on procèdera à la classique incision médiane de la paroi abdominale — ici de 15 à 20 centimètres, puisqu'elle doit permettre le passage du corps utérin —, puis à l'extériorisation momentanée du globe, en le soulevant et l'attirant au dehors à travers la boutonnière laparotomique (en même temps que seront refoulées, s'il le faut, les anses intestinales), en fermant ensuite autour de lui la cavité abdominale, par des pinces, qui réuniront les bords de la section, seulement à sa partie supérieure, restée béante.

Inciser l'utérus, extraire le fœtus et le délivre, fermer enfin l'issue artificielle, tels sont les actes opératoires essentiels qui vont maintenant se succéder. L'incision, le décollement physiologique, surtout une section du tissu placentaire, seront fatalement causes d'une hémorragie, parfois impressionnante par son abondance subite, mais vite arrêtée, grâce à la rétraction de la paroi musculaire, lorsque l'évacuation de l'organe est promptement obtenue.

L'utérus sera ouvert par une incision médiane, qu'on amorcera en haut, près du fond, avec le bistouri, à la façon d'une simple ponction, et qu'on prolongera avec les ciseaux mousses guidés par l'index, jusqu'au segment inférieur, mais sans l'intéresser.

* * *

L'œuf apparu avec son enveloppe membraneuse, celle-ci sera ouverte largement ; après quoi on se hâtera d'extraire le fœtus en le saisissant par un membre. On le séparera ensuite du placenta en sectionnant le cordon, préalablement pincé près de l'ombilic.

* * *

Si, ce qui n'est pas rare, on est tombé sur un placenta inséré en avant, c'est l'hémorragie brusquement abondante, qui s'ajoute à celle de l'incision. Le mieux est alors d'aller vite en besogne, d'achever pour cela la section utérine, et d'inciser la masse vasculaire, pour pouvoir, à travers la perforation, arriver rapidement au fœtus, et, le saisissant par les pieds, en précipiter l'extraction.

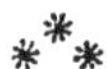

Le resserrement utérin, qui normalement suit de près l'évacuation de l'organe, décollera ici le placenta tout en mettant fin à l'hémorragie, et poussera fréquemment ce dernier vers l'incision, où il n'y aura plus qu'à le saisir. On peut, toutefois, avoir à aider cette délivrance, même à la suppléer par une extraction.

Lorsque, malgré cette évacuation totale, le sang continue à couler — alors par inertie utérine — on devra, après avoir fait, à la hâte, une deuxième injection de dix gouttes d'ergotinine, agir vigoureusement : d'abord en allant pincer fortement les ligaments larges avec les doigts, pendant qu'on videra l'organe des caillots dont il est rempli ; au besoin et pour en finir, en recourant à la constriction segmentaire du globe utérin, par l'application, tout autour de l'organe et aussi bas que possible, du tube élastique, dont les bouts seront attirés fortement en avant, croisés et maintenus ainsi avec la main, étranglement hémostatique qui serait rendu définitif si, par la persistance de l'inertie, on était acculé à l'amputation utéro-ovarique de Porro.

Rassuré du côté de l'hémorragie, sans avoir eu à sacrifier l'organe, on en arrive à l'acte capital de la suture utérine. Elle sera pratiquée à l'aide d'une première rangée de points séparés, à la soie ou au catgut, distants d'un centimètre, embrochant l'épaisseur entière de la paroi, puis d'une deuxième série de points nombreux en surjet, qui réuniront les bords du péritoine, même en comprenant une certaine épaisseur de tissu musculaire.

Cela fait, on réintègre le globe dans l'abdomen, après enlèvement des pinces qui fermaient en haut l'incision extérieure, et on en vient à la suture ordinaire de la paroi abdominale, à trois étages, unissant séparément, péritoine, muscles et peau ; mais après avoir, par mesure de prudence, introduit, dans l'angle inférieur de la section et jusqu'au cul-de-sac vesico-utérin, le gros drain, préparé et aseptisé, qui, pendant les premiers jours, permettra de surveiller le champ opératoire, en vue de l'infection et de l'hémorragie, précaution après laquelle il ne restera plus qu'à appliquer le pansement classique de toute laparotomie.

Une césarienne aseptique et bien conduite, pratiquée sur un utérus normal et au moment le plus favorable, ne compte plus guère aujourd'hui qu'une mortalité de 5 0/0, dans les grandes Maternités. Au contraire, lorsqu'elle s'attaque à un organe déjà excédé par les contractions, avec œuf ouvert, c'est la mort, presque fatale, par infection utérine et extension au péritoine.

La soudure pariétale de l'organe, si — comme presque toujours — elle a pu s'effectuer dans les meilleures conditions d'asepsie, restera d'ordinaire assez solide pour résister aux distensions utérines de nouvelles grossesses, et c'est ainsi qu'un rétrécissement du bassin a pu être cause de plusieurs extractions césariennes chez le même sujet. Il sera alors prudent de surveiller la gestante déjà opérée, pour être prêt à intervenir en cas de rupture de l'utérus.

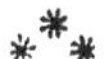

En présence des services que l'opération césarienne — malgré certains risques encore redoutés — est arrivée à rendre, et de ceux, encore plus grands, qu'elle réserve sans doute dans l'avenir, on ne peut que souhaiter, avec le professeur Pinard, d'en voir la connaissance pratique se répandre de plus en plus, et entrer pleinement dans l'éducation spéciale des futurs accoucheurs.

8° HYSTÉRECTOMIES OBSTÉTRICALES

Ce sont des suppressions, partielles ou totales, de l'utérus, pratiquées, par voie abdominale, aussitôt après l'extraction du fœtus : l'une, l'opération de Porro, qui amputera l'organe par étranglement de tissu, avec extériorisation du moignon ; les autres, qui le retrancheront, rapidement et plus ou moins complètement, par exérèse instrumentale.

L'opération de Porro, proposée, il y aura bientôt quarante ans, à la place de l'extraction césarienne, qui ne comptait encore que des déboires par complications infectieuses, se montra — en sacrifiant la plus grande partie de l'utérus et isolant le champ de pénétration microbienne — peu sujette aux envahissements septiques, malgré l'absence de précautions spéciales, et capable de procurer des résultats inespérés.

***

Après une période de faveur, elle s'est vue, dans ces derniers temps, à peu près supplantée par l'ancienne extraction abdominale, qui, grâce à une heureuse transformation de ses suites opératoires, a pu atteindre entièrement son but conservateur ; sans que toutefois ait été amoindrie la valeur thérapeutique de l'hystérectomie de Porro, restée comme précieuse réserve dans certaines circonstances, utiles à indiquer.

***

Ainsi, après avoir, au cours d'une césarienne, vidé entièrement l'utérus, si l'hémorragie vient à persister par inertie totale, l'amputation utéro-ovarique de Porro y mettra fin, nécessairement et rapidement. De même que, à la suite de cette même extraction, si l'organe est réellement ou supposé envahi par l'infection, elle en supprimera le foyer, menaçant pour le péritoine. Enfin, après une extraction césarienne, entreprise dans un cas de rétrécissement extrême du bassin, retrancher le corps utérin c'est épargner à la femme, dans l'avenir, le cas échéant, de dangereuses interventions.

Les incisions abdominale et utérine une fois faites à la façon césarienne, puis le fœtus retiré, on placera — sans s'occuper du placenta — une ligature profonde autour de l'organe, préalablement soulevé, à l'aide d'un tube élastique de l'épaisseur d'un crayon, qu'on glissera le plus près possible du col et avec lequel, après l'avoir étiré, on fera deux tours vigoureux, qu'on arrêtera en serrant les bouts avec un fil de soie ou un serre-nœud, mais non sans avoir constaté auparavant que ni l'intestin ni la vessie ne sont pris dans l'étranglement.

***

Après avoir traversé le pédicule, à un centimètre du lien, par une broche, qui maintiendra tout à l'heure le moignon comme suspendu à la paroi abdominale, on

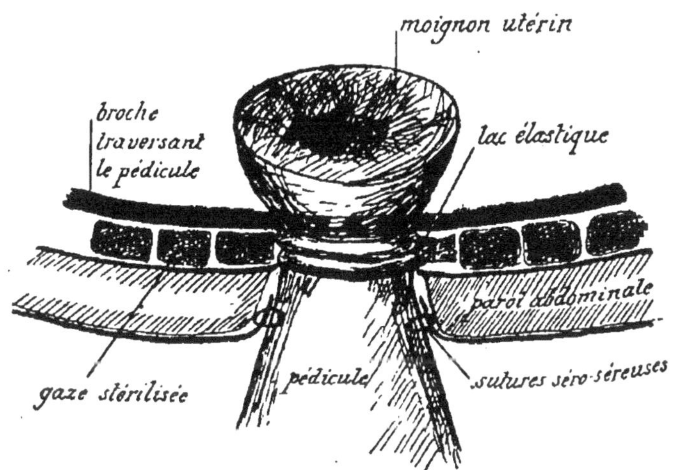

Fig. 13. — Opération de Porro : moignon et pédicule (S. et L.).

se débarrassera du globe par une section circulaire, à un centimètre au-dessus de la broche. Il en résultera une plaie exsangue, de bon aspect, mais non toujours aseptique, ce qui, dans bien des cas, imposera la précaution de la toucher au thermo, après avoir excisé quelques lambeaux de muqueuse. Cela fait, — le bas de l'incision laparotomique étant occupé et rempli par le moignon — la cavité abdominale sera fermée, au-dessus de la saillie, à la façon ordinaire, par des sutures profondes et superficielles, qui seront enlevées au bout de huit jours.

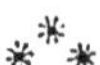

Reste à s'occuper de ce moignon, retenu au dehors. Il sera envahi par la gangrène, ordinairement sèche, parfois humide. Dans le premier cas, le pansement, simplement à la gaze stérilisée et au coton, pourra être laissé en place plusieurs jours. Dans le second, les applications protectrices seront renouvelées et précédées chaque fois d'un lavage désinfectant. L'élimination du sphacèle — que simplifieront singulièrement de petites excisions successives de tissu mortifié — sera d'ordinaire accomplie vers le 20e jour, laissant, à la place du moignon utérin, une plaie bourgeonnante, bientôt cicatrisée.

On ne saurait contester la réelle valeur obstétricale de l'opération de Porro, bien que l'extraction césarienne lui soit aujourd'hui de beaucoup préférée. Toutes les fois que, après avoir retiré le fœtus, il faudra en venir à la suppression de l'utérus pour les motifs déjà indiqués, celle-ci, grâce à la ligature nécrosante et à l'extériorisation du moignon, s'obtiendra d'ordinaire sans incident ni suites fâcheuses. Par exception, cette même extraction avec amputation utéro-ovarique, pourra tenir lieu de césarienne — non sans causer quelque regret — au praticien peu familiarisé avec la chirurgie gynécologique ou privé de toute assistance spéciale, qui, acculé à la nécessité d'une extraction abdominale, pourra, grâce à un Porro, délivrer la femme et l'enfant, pour ainsi dire sans difficulté, sans aide ni outillage spécial et sans risques post-opératoires.

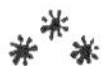

Placée aussi bas que possible, la ligature, dans l'opération de Porro se trouvera toujours à distance du col. Insuffisante pour ce motif dans certains cas, comme une rupture de l'utérus, elle a suscité une méthode plus radicale : l'hystérectomie abdominale totale ou subtotale, l'une supprimant l'utérus en entier, l'autre le retranchant jusqu'à l'insertion vaginale, toutes les deux abandonnant dans la cavité pelvienne les plaies convenablement suturées.

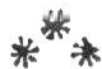

L'hystérectomie totale détachera l'organe, par incisions successives, d'un ligament large, des insertions vaginales et vésicales, puis de l'autre ligament, pendant que seront liés, au fur et à mesure, les vaisseaux divisés, hémostase plus sûre que la constriction en masse et préalable des gros vaisseaux utérins Howard Kelly et Segond). Après avoir fermé, par des sutures, les plaies latérales et la perforation vaginale, il ne restera plus qu'à réunir les bords de l'incision abdominale. Quant à l'**hystérectomie subtotale**, elle dégagera d'abord l'utérus de ses attaches latérales, et de haut en bas, jusqu'au vagin, pour l'amputer après dans l'épaisseur du col, abandonnant par suite, dans l'excavation, un moignon, à recouvrir au moyen d'un surjet péritonéal ; à moins qu'il ne soit possible de l'attirer et le maintenir au bas de l'incision pariétale, à la façon du moignon d'un Porro.

Ces derniers procédés de suppression totale ou presque totale de l'utérus, instrumentale et immédiate, par voie abdominale, seraient conformes, sans doute, aux principes et desiderata de la chirurgie moderne. Toutefois on ne saurait encore que les accueillir avec réserve, car ils se sont montrés jusqu'ici plus dangereux que la simple, et d'ordinaire peu grave, amputation par la méthode de Porro.

9° BASIOTRIPSIE

Le broiement de la tête fœtale sur enfant vivant, est une extrémité malheureuse, qui, admise au siècle dernier, est aujourd'hui répudiée par la généralité des praticiens « qui a vécu » (Pinard), revirement dû essentiellement aux succès croissants de l'extraction césarienne, en même temps qu'à une légitime répulsion.

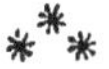

Le broiement est resté, au contraire, une précieuse ressource, lorsqu'il s'attaque à la tête, arrêtée au détroit, d'un enfant — non retiré par pelvitomie ou une issue utéro-abdominale — qui a succombé aux suites d'une expectation prolongée ou de tentatives d'extraction au forceps sans résultat, dans un utérus à sec et fortement rétracté.

La réduction de la tête du fœtus fut obtenue, d'abord par la seule crâniotomie, puis par la céphalotripsie, à l'aide d'une sorte de forceps à branches épaisses, dont les cuillers, rapprochées mécaniquement, broyaient la boîte crânienne à la façon d'un étau (céphalotribe de Baudelocque, de Bailly). Ce n'était là qu'une pince puissante, incapable de se cramponner solidement à la sphère céphalique, lâchant prise et nécessitant des applications réitérées, dangereuses pour les parties maternelles.

Tarnier en 1883, lui substituait son BASIOTRIBE, composé essentiellement : d'un perforateur central, lancéolaire, entouré de deux fortes branches, semblables à celles d'un forceps, mais de longueur inégale et de faible courbure pelvienne ; enfin, d'une vis épaisse, indépendante, avec écrou à ailettes, admirable instrument qui est, à la fois, perforateur, évacuateur, fixateur de ses branches, écraseur total et puissant, enfin extracteur inoffensif pour les voies génitales.

Toutes précautions d'antisepsie étant prises, la femme anesthésiée et placée en position obstétricale, on fera d'abord fixer solidement la tête au détroit par deux mains appliquées sur l'hypogastre. Après cela, l'accoucheur ira, avec sa main gauche, reconnaître au toucher, le point central de la région crânienne ou faciale qu'il s'agit de perforer. La lance, ainsi guidée, tenue de la main droite, y pénètrera alors, lentement, par un mouvement de vrille, pour être enfoncée ensuite dans la cavité cérébrale, suivant la direction de l'axe pelvien, jusqu'à la rencontre de la paroi osseuse opposée.

Le perforateur étant maintenu à cette profondeur par un aide, on introduira la branche gauche, directement comme celle de même nom du forceps, toutefois en portant la cuiller un peu en arrière, vers la symphyse sacro-iliaque correspondante, dans le but de préparer une prise oblique, ici plus favorable que toute autre, en vue de l'écrasement. Les deux pièces seront articulées, après adduction, s'il le faut, du pivot de l'une vers l'encoche de l'autre; puis leurs manches, fortement rapprochés par la main ou la vis, seront ainsi maintenus au moyen du crochet attenant à la branche.

C'est dans cette première manœuvre (petit broiement) que se trouvent essentiellement l'originalité et la supériorité de la basiotripsie par l'instrument de Tarnier. Grâce au perforateur, la première cuiller a pu atteindre la base du crâne et tout d'abord s'y cramponne solidement. Cette même hauteur et cette sorte d'adhérence, elle les assurera à l'autre, en se l'attachant, ce qui leur permettra d'enserrer la sphère céphalique en totalité, sans crainte de dérapement.

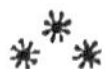

La branche droite devra pénétrer, elle aussi, comme celle de même nom du forceps, et aussi profondément que la précédente. Il suffira, pour loger en bonne place sa cuiller, c'est-à-dire un peu en avant, de diriger l'encoche vers le pivot de la branche gauche, au besoin en s'aidant d'un mouvement d'adduction communiqué à celle-ci. L'articulation effectuée, on en arrivera au grand broiement, en serrant lentement et à fond l'écrou de la puissante vis — qui aura d'abord réuni les deux manches — constriction que viendra confirmer l'issue de la matière cérébrale.

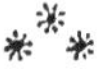

La tête ainsi vidée et aplatie, il restera à en faire

l'extraction. Ce sera grâce à une première rotation, qui devra placer transversalement la galette céphalique pour pouvoir l'engager jusqu'au fond de l'excavation, puis à une deuxième rotation, qui l'adaptera à la fente coccy-pubienne et permettra le dégagement final de cette première portion du fœtus.

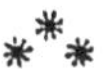

Dans un bassin rétréci, les épaules peuvent, après la tête, être arrêtées au détroit, il y aurait alors à dégager successivement les deux bras, selon la manœuvre de Ribemont-Dessaigne, en commençant par le bras postérieur (le fracturant au besoin), et si, cela ne suffit pas, en faisant de même pour le bras antérieur, afin de pouvoir tirer après sur les deux, en même temps que sur la tête au moyen du basiotribe.

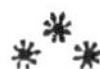

La basiotripsie peut — mais très exceptionnellement — avoir à s'appliquer lorsque, à la fin d'une extraction par le siège, la tête, défléchie, se trouve arrêtée par un rétrécissement au détroit supérieur. C'est alors, par sa base, soit occipitale soit prévertébrale, que le perforateur devra l'attaquer, pour arriver jusqu'à la voûte crânienne; mais sans trop y pousser la lance. Le reste de la manœuvre, en tout semblable à la prise et à l'extraction précédentes, sera exécuté après s'être débarrassé, au besoin, du corps fœtal par une décollation.

10° EMBRYOTOMIE RACHIDIENNE

C'est la section transversale du corps fœtal, pratiquée, soit à travers l'abdomen ou le thorax, soit — et non autrement aujourd'hui — dans l'épaisseur du cou ; d'où deux tronçons à extraire séparément.

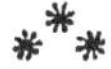

On en est réduit là dans le cas, heureusement devenu rare, de présentation de l'épaule, non transformée en fin de grossesse et demeurée telle pendant le travail, lorsqu'elle est aggravée par un engagement profond, avec fœtus enserré dans un utérus à sec et fortement rétracté.

En pareille situation, tenter la version podalique serait aller au-devant de difficultés presque insurmontables et s'exposer à la rupture de l'utérus, tandis que l'embryotomie — toujours ici sur enfant mort — permettra d'extraire le corps fœtal, sans peine ni lésion des tissus maternels.

La décollation peut s'exécuter par deux procédés : l'incision, d'ordinaire aux ciseaux ; ou bien une sorte de sciage du cou. On se servira, dans le premier cas, des excellents *ciseaux de Dubois,* à branches puissantes et longues, à lames courtes, courbes et à pointes mousses. Quant au sciage cervical, il sera aujourd'hui remarquablement réalisé par l'*embryotome de Ribemont-Dessaignes,* de construction ingénieuse, non compliquée, d'un maniement facile et d'un effet assuré.

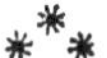

La **décollation par section aux ciseaux** comporte une première préoccupation, celle de placer le cou fœtal dans les conditions les plus favorables à la section. Ce sera d'abord en l'abaissant le plus possible à l'aide d'une traction exercée et maintenue par le bras procident, puis en allant avec la main gauche, enfourcher le cylindre cervical, le pouce en avant, l'index et le médius en arrière, et la paume restant au-dessous comme guide pour l'arrivée et la direction des ciseaux, tout cela pour que la section, exécutée comme dans le creux de cette main, ne soit ni aveugle ni nocive.

Les ciseaux, tenus et introduits de l'autre main, iront entamer et diviser les tissus du cou, par petits coups, sans perdre contact avec la main-guide, section aisée, sauf à travers la colonne cervicale, à moins que l'instrument n'ait rencontré un des disques intervertébraux. Tout se terminera par l'extraction successive des deux tronçons : le tronc, facilement, grâce aux bras, la tête, en l'accrochant par le maxillaire inférieur, au besoin en la retirant par le forceps, même en la broyant s'il y a excès de volume

***

L'embryotomie par sciage du cou fut réalisée à l'aide d'une simple ficelle passée autour du cou (procédé de Pajot), mais non sans difficulté d'introduction du cordon autour du cylindre cervical. Il n'en est plus de même aujourd'hui, grâce à l'EMBRYOTOME DE RIBEMONT-DESSAIGNES, instrument qui se compose essentiellement : d'une tige tubulaire, courbée en crochet en haut, où elle n'est plus qu'une gouttière ; d'une bande métallique flexible, contenue et jouant dans le tube, terminée au bout du crochet par un anneau et à son extrémité inférieure par un trou, auquel sera attachée la ficelle-scie ; d'un conducteur enfin, métallique, destiné à aller en haut rejoindre le bec du crochet, à s'articuler solidement en bas avec la tige tubulaire et à enfermer le petit cordon, pour compléter ainsi le circuit protecteur.

***

On n'aura quelque peine que pour placer le crochet. Une main-guide étant allée embrasser le cou, ce sera toujours par le devant et jusqu'au dessus de celui-ci, que la tige courbe sera introduite, pour, à ce moment, pouvoir la tourner et porter son bec en arrière. A partir de là, il faudra successivement : saisir l'anneau qui est au bout du crochet ; l'attirer à la vulve ; introduire la bande métallique dans le tube protecteur ; pousser sur celle-là servant de guide, ce dernier, dont l'extrémité ira ainsi rejoindre celle du crochet où se trouvait l'anneau ; réunir solidement en bas les deux pièces en serrant le pivot et la mortaise ; tirer sur l'anneau pour entraîner, à la fin, la ficelle, qui, restée seule dans l'instrument, formera une anse complète,

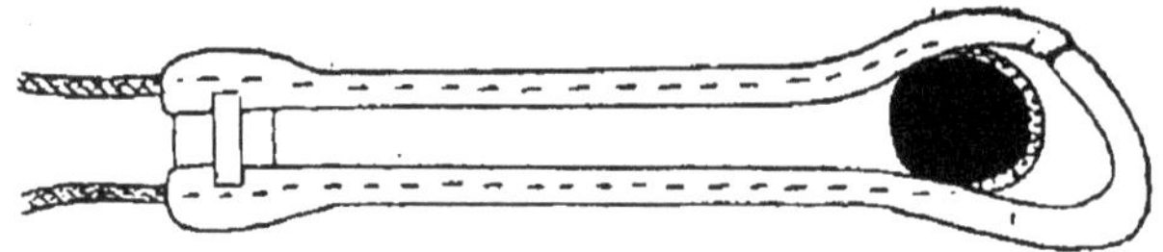

Fig. 14. — Embryotome de Ribemont-Dessaignes (Schema) (S. et L.).

à laquelle on imprimera, par ses deux extrémités, un rapide mouvement de va-et-vient, promptement suivi de décollation ; enfin compléter l'opération par l'extraction successive des deux tronçons, comme précédemment.

Qu'on ne puisse recourir à l'embryotomie par la seule division du corps fœtal, il restera la ressource de l'**éviscération**, manœuvre facile mais répugnante, qui se résume dans une large incision de la paroi abdominale, par laquelle sera retirée la masse intestinale, même thoracique, ce qui permettra d'infléchir ou d'abaisser la colonne vertébrale, seulement avec la main, et de la sectionner ensuite aux ciseaux.

11° DÉLIVRANCE OPÉRATOIRE

C'est l'extraction, manuelle ou instrumentale, de la masse placentaire retenue dans la cavité utérine, après l'expulsion d'un embryon ou d'un fœtus.

Elle s'imposera, en cours d'avortement, lorsque l'utérus encore inapte à des resserrements puissants et réguliers, se sera montré incapable d'achever rapidement la rupture des insertions placentaires ou seulement d'expulser l'organe vasculaire entièrement décollé ; de même qu'elle deviendra nécessaire à la fin de l'accouchement lorsque, malgré des contractions suffisantes, le placenta sera resté attaché par une adhérence anormale ou immobilisé par un obstacle intra-utérin.

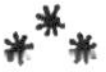

La **délivrance opératoire de fin d'avortement** serait urgente en cas de grave hémorragie. Rassuré de ce côté, on pourra, à moins d'élévation de température, patienter, avant d'agir, jusqu'à deux, même trois jours, parce que l'expulsion du placenta se produit ordinairement d'elle-même dans les 24 heures qui suivent celle de l'embryon et que d'ailleurs en pareille circonstance, le tissu vasculaire, resté presque toujours plus ou moins adhérent, peut demeurer impunément enfermé un jour et plus dans l'utérus.

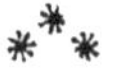

La cavité utérine étant encore restreinte ne saurait admettre d'autres moyens d'extraction que deux doigts d'une main ou une curette; d'où, ici, un CURAGE DIGITAL ET INSTRUMENTAL. Doigt ou curette, ils ne pénétreront pas toujours aisément dans l'organe sans une dilatation du col par les bougies d'Hégar ou le petit ballon de Champetier de Ribes, parfois sans la détente d'une anesthésie générale. De même que rien ne favorisera cette entrée, ainsi que la manœuvre intra-utérine, comme une pression exercée à l'extérieur sur le globe.

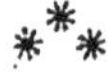

Le doigt, ici excellent instrument d'exploration, de contrôle et d'exérèse devra, sous la garantie d'un maximum d'asepsie, aller gratter la paroi avec l'ongle pour en détacher en totalité le tissu placentaire et l'amener, à travers le col, entièrement au dehors. Cette extraction sera suivie d'un écouvillonnage rigoureux à l'aide d'un tampon de gaze enroulée autour des mors d'une pince à pansement et trempée dans la teinture d'iode, cela tout en protégeant le vagin par une irrigation à l'eau bouillie ; après quoi, il sera bon de drainer la cavité utérine à l'aide d'une mèche de gaze iodoformée, qu'on y laissera pendant vingt-quatre heures.

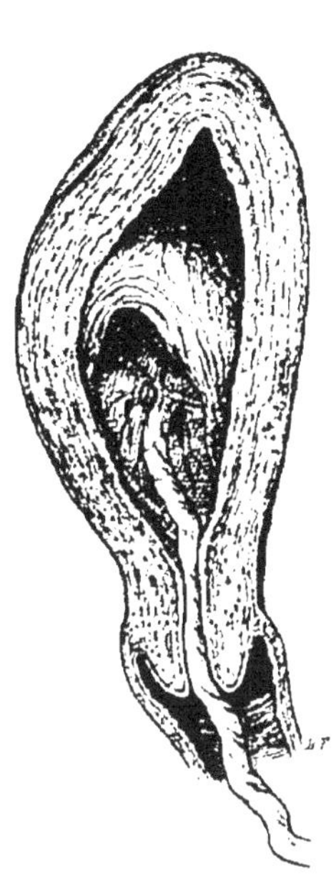

Fig. 15. — Rétention du placenta.

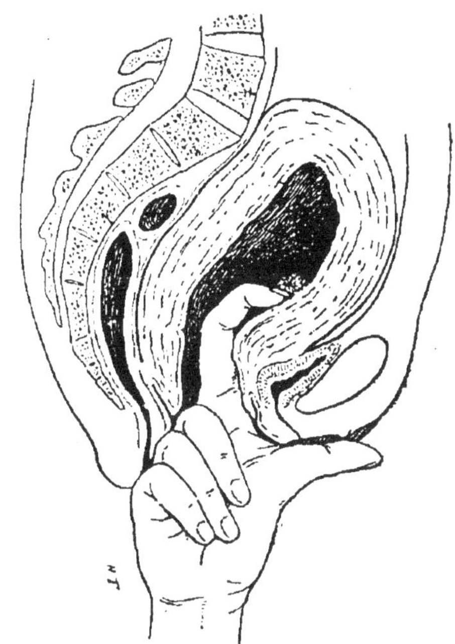

Fig. 16. — Curage digital.
A l'aide de l'ongle on détache un cotylédon resté adhérent.

(*Revue gynécologique.*)

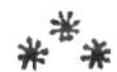

La curette métallique — large et peu coupante — ne sera introduite qu'après attraction du col à la vulve par une pince accrochée à sa lèvre postérieure. Ce sera d'ordinaire sans difficulté. Par elle, on procédera au raclage, prudent, méthodique et uniforme, de tous les points de la face interne, puis à l'extraction des fragments détachés, qui sera suivie des mêmes précautions complémentaires prises après le curage digital ; manœuvre sans doute d'un sûr effet mécanique, mais aveugle, par suite qui expose au morcellement du placenta, à l'abandon de fragments dans l'organe (causes d'hémorragie), enfin à la lésion et jusqu'à la perforation de la paroi utérine.

La **délivrance opératoire de fin d'accouchement** est un acte plus méthodique et simple que les précédents, mais parfois non exempt de difficulté. On peut avoir à la pratiquer lorsque le placenta est retenu par son volume ou une rétraction anormale, comme aussi lorsque, exceptionnellement, il est encore adhérent en partie ou en totalité. Quelle que soit la cause de la rétention, si une hémorragie n'oblige pas à précipiter l'extraction, on n'agira qu'après avoir constaté l'impuissance du resserrement utérin, et pour cela avoir attendu environ deux heures, sans résultat; donc bien moins ici qu'en cas d'avortement.

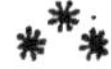

Extraire un placenta décollé et retenu dans la cavité utérine est chose ordinairement peu difficile — à moins d'une rétraction tétanique de paroi — puisque la main tout entière peut pénétrer dans l'organe à travers un col encore dilatable. Elle saisira largement la masse vasculaire, mais pour ne l'amener que lentement, afin d'en éviter la déchirure et le fractionnement. Par contre, extraire un placenta plus ou moins adhérent, est une manœuvre délicate, puisqu'elle débutera par un décollement, comme il va être dit, mais sans risques sérieux, moyennant attention, prudence et ménagements.

***

Toutes précautions d'antisepsie une fois prises et le

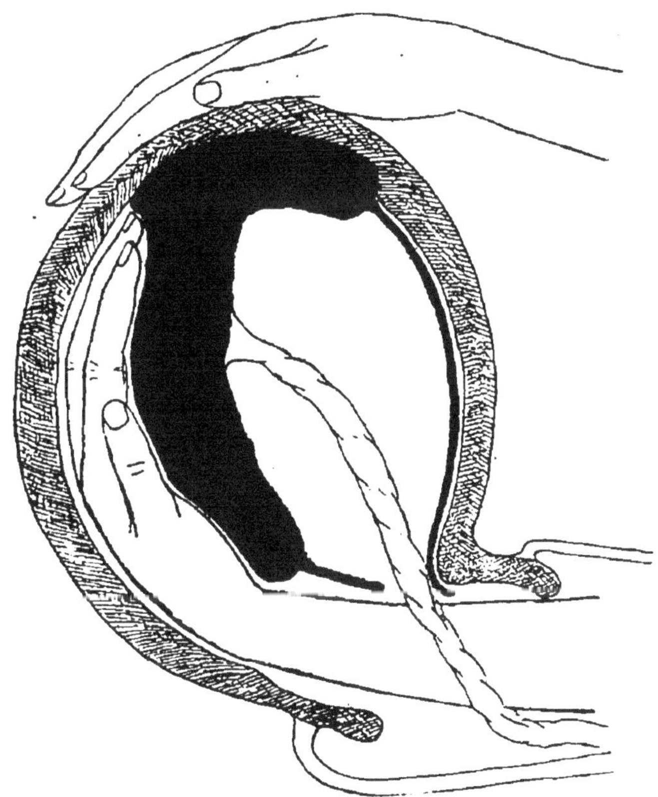

Fig. 17. — Décollement artificiel du placenta. (S. et L.).

globe étant fixé par l'abdomen, on introduira la main, disposée en cône et lubréfiée, jusqu'au placenta, à la périphérie duquel se rencontre presque toujours une portion détachée, d'ordinaire non loin du col. Les doigts — le bord de la main d'après Budin — y seront enfoncés et avanceront progressivement au ras de la paroi, sans hâte ni lenteur, jusqu'à séparation totale des deux tissus, en renonçant à arracher les fragments trop adhérents, qu'on n'hésitera pas à abandonner. Il restera à retirer le gâteau vasculaire, doucement, tout en entraînant les membranes, extraction totale qui sera suivie d'une irrigation intra-utérine et de l'occlusion de la vulve par une plaque épaisse de coton hydrophile.

TABLE DES MATIÈRES

1. **Les extractions conservatrices** (notes historiques). 5
2. **Suppression opératoire de la grossesse** : ballon de Champetier de Ribes.... 9
3. **Extraction du fœtus par la tête ; forceps** : règles principales ; forceps au détroit inférieur ; forceps dans l'excavation ; forceps au détroit supérieur. 15
4. **Extraction par le siège**.... 28
5. **Version** : par manœuvres externes ; par manœuvres internes.... 36
6. **Pelvitomie** : symphyséotomie ; pubiotomie.... 45
7. **Opération césarienne**.... 49
8. **Hystérectomies obstétricales** : opération de Porro ; hystérectomies totale et subtotale.... 55
9. **Basiotripsie**.... 60
10. **Embryotomie rachidienne** ; éviscération.... 65
11. **Délivrance opératoire**.... 69

DIJON. — IMP. DARANTIERE.

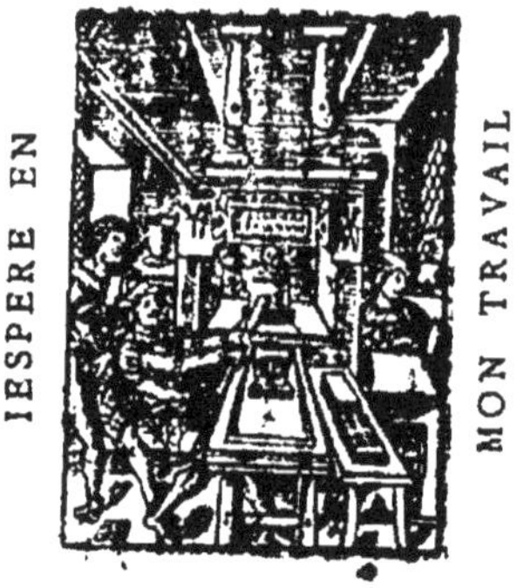

IESPERE EN MON TRAVAIL

www.ingramcontent.com/pod-product-compliance
Ingram Content Group UK Ltd.
Pitfield, Milton Keynes, MK11 3LW, UK
UKHW020412230726
13925UKWH00004B/1371

9 782014 040951